ZUCKERFREI

Endlich raus aus der Zuckerfalle

LUISA ZUCKERHUT

LUISA ZUCKERHUT

ZUCKERFREI

Impressum

© Luisa Zuckerhut

1. Auflage 2018

Coverbild: depositphotos.com

Sweet candy @ kornienkoalex

ISBN: 9781717790460

Inhaltsverzeichnis

Zucker ist das neue Rauchen -
Ein kurzer Erfahrungsbericht

Zucker ist das neue Rauchen. Er ist schlecht für die Figur, das Herz, die Zähne, und doch ist er überall vorhanden, in fast allen Lebensmitteln die wir tagtäglich zu uns nehmen. Dass eine Speise nicht süß ist, bedeutet heutzutage noch lange nicht, dass sie nicht viel zu viel Zucker enthält. Deshalb ist die Zuckersucht auch heimtückischer als die meisten anderen Abhängigkeiten. Sie kommt schleichend und ohne dass wir sie zunächst bemerken. Es fängt oft schon im Kindesalter an. McDonalds und Coca Cola gehören zum Alltag für Groß und Klein. Dabei ist der menschliche Körper gar nicht für den täglichen Konsum von solchen Massen an künstlich gesüßten Lebensmitteln ausgelegt. Dazu kommt, dass man ganz ohne Zucker auch nicht leben kann, weshalb es so schwierig ist aus diesem Teufelskreis herauszukommen.

Beim Rauchen oder mit Alkohol sieht das anders aus. Beides brauchen wir nicht um zu überleben. Das heißt selbstverständlich nicht automatisch, dass es leichter ist mit dem Rauchen oder Trinken aufzuhören, aber es bedeutet, dass wir beim Zucker nicht mit einer radikalen Null-Strategie arbeiten können.

Zuckersucht kann man an einigen wenigen Symptomen erkennen - meistens bereits an unseren Essgewohnheiten. Möchte man zum Beispiel nur ein Stück Schokolade essen, verliert darüber die Kontrolle und isst am Ende die ganze Tafel, ist das bereits ein erstes Anzeichen.

Besonders heimtückisch: Brot. Weißes Mehl wird vom Körper nach dem Verzehr zu großen Teilen zu Zucker umgewandelt. Das heißt man isst etwas, das vermeintlich überhaupt keinen Zucker enthält und auch in den meisten Fällen nicht süß schmeckt, aber der Körper versteht instinktiv, dass das Brot zu Zucker umgewandelt wird und will immer mehr davon. Wenn man dann zu einer Mahlzeit vier oder fünf Scheiben Brot dazu nimmt, ist das auch ein starkes Zeichen für eine (mindestens) leichte Zuckerabhängigkeit.

Das Gemeine ist, dass der Zucker im Vergleich zu anderen 'Drogen' sofort abhängig macht. Unser Körper ist evolutionär darauf eingestellt, so viel Energie wie möglich in so kurzer Zeit wie möglich aufzunehmen. Zucker erfüllt ihm genau diesen Wunsch. Der Körper ist allerdings noch nicht darauf eingestellt, dass wir heutzutage auch immense Mengen an energiereichen Lebensmitteln ohne großen Aufwand Zugriff haben. Das führt unweigerlich zu einem Überschuss unverbrauchter Energie und in vielen Fällen zu Übergewicht und allen damit einhergehenden Problemen wie Diabetes, Gelenkschmerzen, Rückenprobleme und vielem mehr.

Ich selbst habe Zucker heute weitestgehend aus meinem alltäglichen Leben verbannt. Ich sage weitestgehend und nicht komplett, da ich beispielsweise immer noch fast täglich Obst zu mir nehme, das natürlich auch Zucker enthält - natürlichen Fruchtzucker selbstverständlich, aber nichts desto trotz Zucker. Aber wie bereits erwähnt, geht es in den meisten Fällen nie darum jede Form von Zucker zu vermeiden, sondern die Unmengen an überflüssigem Zucker, den wir ungewollt und oft unbewusst mitessen drastisch zu verkleinern.

Die Gründe warum Menschen sich entscheiden ohne überflüssigen Zucker zu leben sind mannigfaltig. In meinem Fall lag es nicht daran, dass ich Gewichtsprobleme hatte oder mit einem zu hohen Blutzuckerspiegel kämpfte. Vielmehr war es die Angst davor, dass diese Probleme in der Zukunft mit immer höherer Wahrscheinlichkeit auftreten könnten, die mich dazu gebracht haben dem Zucker "ade" zu sagen.

Je älter man wird, desto weniger Energie kann der Körper verbrauchen, Muskeln bauen sich langsam ab, wenn man nicht täglich sehr viel Sport betreibt. Wer sich zur Ü40 Altersgruppe zählt, kennt es möglicherweise, entweder von sich selbst oder von Freunden, die man schon lange Jahre kennt. Leute die ihr Leben lang schlank waren, obwohl sie nie viel Sport gemacht oder auf ihre Ernährung geachtet haben, nehmen gefühlt über Nacht zehn, zwanzig Kilo oder sogar mehr zu. Der Stoffwechsel stellt sich um je älter man wird. Alles was der junge Körper jahrelang verarbeiten konnte, wird jetzt als Fett gespeichert.

Das wollte ich für mich selbst vermeiden und habe so beschlossen Zucker nach und nach bereits im jungen Alter langsam wegzulassen. Zunächst habe ich die üblichen Verdächtigen aus meinem

Ernährungsplan ausgeschlossen: Limonaden, Süßigkeiten wie Gummibärchen, Schokolade, aber auch süßes Gebäck und derlei Naschereien. Das war ein schwerer aber notwendiger Start. Binnen weniger Tage habe ich mich fitter, wacher und stärker gefühlt. Das gab mir die nötige Motivation weiterzumachen und mich zu Informieren, was ich noch an meiner Ernährung verbessern könnte. Ich habe zahlreiche Fachliteratur studiert und auch private Coachings genommen. Diese haben mir sehr weitergeholfen.

Mir war zum Beispiel sehr wohl klar, dass in vielen Lebensmitteln Zucker versteckt ist, von dem man zunächst nicht weiß und mit dem man auch nicht unbedingt rechnet. Nach den Coachings habe ich daher beschlossen Lebensmittel, die Weizen enthalten stark zu reduzieren. Auch Alkohol ist zum Beispiel ein böses Foul wenn man dem Zucker den Kampf angesagt hat. Hier ist es das gleiche Prinzip, er schmeckt erst mal nicht süß und enthält keinen

Zucker, aber im Körper wird er abgebaut, weiterverarbeitet und schließlich eben doch zu Zucker umgewandelt.

An dieser Stelle sei noch erwähnt, dass es unbedingt notwendig ist, ärztliche Hilfe aufzusuchen, falls Du mit Zuckerkrankheit bereits zu kämpfen hast oder sonstige starke gesundheitliche Beschwerden wie zum Beispiel Lebensmittelunverträglichkeiten hast. Dieser Schritt ist mitunter unabdinglich und ein guter Arzt wird Dir helfen, Deinen ganz persönlichen Ernährungsplan zusammenzustellen, um auch in außergewöhnlichen Härtefällen Deine Ziele zu erreichen.

Wenn es Dir wie mir geht und Du, aus welchem Grund auch immer, Deinen Zuckerhaushalt besser managen willst, sei es um ein paar Kilos zu verlieren oder um einfach insgesamt gesünder zu leben, habe ich im Folgenden für Dich zehn Tipps.

Diese werden Dir helfen, im Alltag größtenteils auf Zucker zu verzichten, ohne dass Du Dich unnötig quälen musst. Genuss in Maßen ist wichtig, man muss ja zwischendurch auch mal ein bisschen leben.

Dein 10 Punkte Programm um dem Zucker den Kampf anzusagen

Zuckerbomben, künstliche Fallen und leckere, gesunde Alternativen

Dieses Kapitel zeigt Dir die größten Zuckerfallen im Alltag auf und damit der Verzicht nicht so schwer fällt, erhältst Du gleich die leckeren gesunden Alternativen zu den Lebensmitteln.

1) Limonade

Natürlich enthält Limonade Zucker, das weiß jedes Kind. Aber die unfassbaren Mengen die tatsächlich drin sind, entsetzten immer wieder von neuem. Eine Dose Cola mit 330ml (und so gut wie jede andere Limonade, egal welcher Marke) enthält über 30 Gramm Zucker. Das heißt, dass ein Zehntel des gesamten Inhalts reiner Zucker ist. Irre. Wenn man dies bedenkt und dann beobachtet wie viele

Leute zum Beispiel auf der Arbeit oder in der Uni flaschenweise Limonade trinken, versteht man, warum Übergewicht weltweit zum Problem geworden ist. Selbst sogenannte Biolimonaden sind leider keine Ausnahme. Sie enthalten meistens genauso viel Zucker wie die altbekannten Markenprodukte.

Die Zero- und Light/Diätvarianten sind zwar meistens zuckerfrei, aber auch von Ihnen solltest Du unbedingt Abstand halten, denn sie tricksen Deinen Körper aus. Dein Körper verlangt den Zucker und weiß, dass er ihn in Form von Limonade bekommt. Ist dies nicht der Fall, wie bei Light-Produkten, hat er hinterher noch mehr Heißhunger/-durst auf Süßes.

Ja, auch wenn die Light-Produkte vielleicht nicht dick machen, ist diese Art von Produkten gegenüber der "normalen Version" eindeutig nicht die Lösung.

Stattdessen solltest Du diesen Geheimtipp probieren: Lege ein paar Zitronen- oder Limettenscheiben für ein bis zwei Stunden in Mineralwasser ein. Das gibt dem Wasser einen erfrischenden Geschmack und durch das Mischverhältnis geht die Säure der Zitrusfrüchte verloren. Wer es mag darf das Ganze mit etwas frischer Minze verfeinern und wenn Du mutig bist, empfehle ich Dir ein paar Scheiben frischen Ingwer mit hinein zu geben. Der Ingwer gibt dem Getränk eine süße, frische Schärfe, ähnlich wie ein scharfer Kaugummi. Anfangs wird Dir der Zucker vielleicht trotzdem fehlen und der Geschmack sehr ungewohnt vorkommen ohne den Zucker. Aber auch hier ist es wie mit vielen Geschmäckern: Unser Körper benötigt Zeit sich an was Neues zu gewöhnen. Probiere es immer wieder aus. Du wirst sehen, nach und nach findest Du den neuen Geschmack nicht mehr ungewohnt, sondern angenehm. Die Limonade hingegen wird Dir extrem süß vorkommen.

2) Brot

Brot ist eine heimtückische Zuckerbombe, da man mit ihr kaum rechnet. Weißbrot aus herkömmlichem Weizen, wie zum Beispiel Baguette oder das klassische Kaiserbrötchen enthalten (normalerweise) zunächst auch keinen Zucker. Er wird erst bei der Verdauung im Körper erzeugt. Die sogenannten Kohlenhydrate, die im Weizen enthalten sind, werden abgebaut und liefern Deinem Körper Energie, indem sie zu Zucker umgewandelt werden. Natürlich enthält Brot nicht annähernd so viel Zucker wie Limonade oder Süßigkeiten, aber er ist eben gut versteckt und Du solltest deshalb unbedingt darauf achten wie viel Brot Du zu Dir nimmst. Selbst Vollkornbrot ist keine Ausnahme, da die Inhaltsstoffe mehr oder weniger die gleichen sind. Das ist aber natürlich kein Grund ganz auf das leckere und vor allem sättigende Gebäck zu verzichten.

Eine tolle Alternative ist Brot aus alternativen Mehlen, zum Beispiel Dinkelmehl. Dinkelbrot schmeckt ähnlich wie ein klassisches Voll- oder Mehrkornbrot, aber enthält eben keinen Weizenanteil. Du solltest trotzdem etwas darauf achten, nicht mehr als zwei Scheiben pro Mahlzeit zu Dir zu nehmen, da auch Dinkel Kohlenhydrate enthält. Es ist aber auf jeden Fall eine großartige Alternative, die schmeckt und Dir einen gesunden Kick verschafft.

3) Nudeln

Hier gilt genau das selbe Prinzip wie beim Brot. Der größte Teil unserer herkömmlichen Nudeln (Spaghetti, Penne, Fusilli, etc.) sind alle aus Weizen hergestellt. Also besteht die gleiche Gefahr wie beim Brot. Sie sind lecker und trügerischerweise nicht süß, weswegen man guten Mutes auch zu einer zweiten oder dritten Portion greift. Im Körper werden diese jedoch zu großen Teilen zu Zucker verarbeitet und schon hat man den Salat.

Glücklicherweise gibt es gerade in der warmen Küche immer eine Vielzahl an Alternativen. Die gesündesten hier sind Reis und Kartoffeln. Auch sie enthalten Kohlenhydrate und machen deshalb satt und auch mit Ihnen sollte man es nicht übertreiben, aber da sie kein verarbeitetes weißes Mehl enthalten, sind sie auf alle Fälle die gesündere Alternative. Wenn Du bei Dir in der Nähe einen Asiamarkt finden kannst, gibt es dort oft sogenannte Reisnudeln. Also - wie der Name schon sagt - Nudeln die nicht aus Weizenmehl, sondern aus Reis hergestellt werden. Mit Gemüse und Hähnchen kombiniert, ergeben Sie eine sehr leckere Option für eine warme Mahlzeit. Für Vegetarier und Veganer natürlich auch ohne Hähnchen super lecker zu genießen.

4) Alkohol

Der Begriff 'Bierbauch' kommt nicht von ungefähr. Alkohol hat eine ähnliche Wirkung auf den menschlichen Körper (natürlich abgesehen von allen anderen offensichtlichen Wirkungen), wie Weizenmehl. Der Alkohol wird beim Abbau in Zucker umgewandelt, der wiederum vom Körper als Energie genutzt oder als Energiequelle (also in Form von Fett) gespeichert wird. Dazu kommt, dass viele Schnäpse zu allem Überfluss zusätzlich mit Limonaden, süßen Säften oder sogar Sirup gemischt werden. Dass daraus dann extrem zuckerreiche Getränke entstehen, muss man eigentlich gar nicht mehr erwähnen. Jeder Laie erkennt hier die Zuckerbomben.

Leider gibt es beim Alkohol keine wirkliche Alternative. Alkohol wird zu Zucker, da führt kein Weg daran vorbei. Wenn Du gerne mal etwas mit Freunden trinkst und das Gefühl hast, darauf gar nicht verzichten zu können, ist die 'vernünftigste' (und das ist ein sehr wackeliges 'vernünftig') Möglichkeit, Wodka-Soda. Mische einfach Wodka mit Mineralwasser und verfeinere das Ganze mit einer Zitronenscheibe. Das klingt langweilig, aber so vermeidest Du den größten Teil des Zuckers der in allen anderen Mischgetränken enthalten ist und in gut sortierten Bars wirst Du das auch immer bekommen. Dennoch! Alkohol bleibt Alkohol und muss unbedingt (nicht nur wegen des Zuckers) mit Vernunft konsumiert werden.

5) Obst

Obst ist gesund, hat viele Vitamine und ist ein vernünftiger Snack. Das ist ganz klar. Man muss sich nur einfach bewusst sein, dass natürlicher Fruchtzucker im Grunde auch einfach Zucker ist. Natürlich gibt es Unterschiede zwischen Fruchtzucker und dem raffinierten Industriezucker, aber nichts desto trotz ist es Zucker.

Zwar kannst Du mit Obst an sich nicht viel falsch machen, aber bei Fruchtsäften solltest Du gut aufpassen. Da diese hochkonzentriert sind, enthalten sie in vielen Fällen genauso viel Zucker oder sogar mehr, als klassische Limonaden wie Cola, Fanta, und so weiter. Hier gilt: Augen auf und vor allem Säfte weglassen und lieber die Frucht als ganze genießen.

Für ein großes Glas Orangensaft zum Beispiel brauchst Du mindestens vier bis fünf ganze Orangen und der Saft enthält natürlich den gesamten Nährwert der Frucht (Vitamine aber eben auch Zucker). Und wann hast Du schon einmal vier oder fünf Orangen auf einmal gegessen?

Eine Alternative zu Fruchtsäften sind Gemüsesäfte. Tomaten- oder Karottensaft ist zum Beispiel sehr beliebt. Auch sind Green Smoothies gerade absolut im Trend - auch bei den Stars. Es gibt massig leckere Rezepte, die nur darauf warten ausprobiert zu werden. Hier empfiehlt es sich auf alle Fälle einen guten Entsafter zu kaufen - ich kann beispielsweise meinen von Entsafter von Philips (amzn.to/2v4MX6Q) sehr empfehlen - da in den fertigen Säften häufig künstliche Aromen o. ä. untergemischt werden.

Auf Obst musst Du grundsätzlich nicht komplett verzichten, denn schließlich enthält es viele Vitamine, die Dein Körper benötigt. Stattdessen solltest Du versuchen auf die Obstsorten zurückzugreifen, die weniger Fruchtzucker haben und die Sorten mit viel Fruchtzucker vermeiden.

Obstsorten mit viel Fruchtzucker:

- Apfel
- Birne
- Kiwi
- Maracuja
- Quitte
- Süßkirsche

- Trauben

Obstsorten mit wenig Fruchtzucker:

- Ananas
- Aprikose
- Avocado
- Brombeeren
- Erdbeeren
- Heidelbeeren
- Himbeeren
- Johannisbeeren
- Mandarine
- Orange
- Papaya
- Pfirsich
- Pflaumen
- Rharbarber
- Wassermelone

6) Saucen

Vorsicht ist geboten bei Ketchup, Mayo und anderen Fertigsaucen. Nur ein bisschen zum leckeren Steak kann wohl nicht schaden denkt man, doch gerade die beliebtesten Saucen sind wahre Zuckerberge. Ketchup hat je nach Hersteller fast genauso viel Zucker wie Cola pro 100 Gramm und ist damit alles andere als harmlos.

Wer sein Grillfleisch mit selbstgemachter Kräuterbutter oder seine Pommes Frites lieber mit Essig und Salz genießt, fährt damit auf jeden Fall deutlich besser. Allgemein gilt es bei fertig verpackten Lebensmitteln und Gerichten gut aufzupassen, da selbst bei vermeintlich gesunden Varianten oft zum Zucker als Geschmacksverstärker gegriffen wird.

7) Fertigprodukte

Ob Du Dir dessen bereits bewusst bist oder nicht, wie bereits bei den Saucen, enthalten

Fertigprodukte jeglicher Art, immer auch einen sehr hohen Zuckeranteil. Auch wenn Du das bisher nicht gemacht hast, beginne nach und nach Dir von den einzelnen Lebensmitteln die Zusammensetzung durchzulesen. Du wirst erschrecken wie viel Prozent des Gewichts bei Fertigprodukten häufig von Zucker eingenommen wird. Trenne Dich unbedingt dauerhaft von den größten Zuckerfallen.

Viele nutzen als Ausrede um Fertigprodukte einzusetzen, das Argument der fehlenden Zeit. Es gibt jedoch viele gesunde und leckere Alternativen, die sich in kurzer Zeit selbst herstellen lassen. Sehr lecker und sättigend, sind die bereits zuvor erwähnten Green Smoothies.

Du hast mehr Lust auf etwas Warmes? Auch kein Problem, es gibt auch viele tolle und vor allem schnelle Rezept für den warmen Hunger. Reisnudeln, Hühnchen und Brokkoli sind in Windeseile gekocht. Sie kommen wahrscheinlich sogar schneller auf den Tisch, als die Fertigpizza.

Die ersten 3 Rezepte für Deinen Start findest Du gegen Ende dieses Ratgebers. Viele leckere Rezepte zum Kochen bzw. Backen findest Du in meinen anderen beiden "Zuckerfrei" Bücher "Kochen ohne Zucker" und "Backen ohne Zucker".

Halte Dir vor Augen was Du Deinem Körper mit zu viel Zucker antun kannst

Zucker kann nicht nur dick machen, sondern auch viele andere Krankheiten im Körper auslösen. Genau dies solltest Du Dir immer wieder vor Augen führen, wenn Du zu viel Zucker aufnimmst.

1) Adipositas

Zucker im Übermaß macht dick. Ganz einfach. Zucker enthält im Vergleich zu fast allen anderen Inhaltsstoffen mit Abstand die meisten Kalorien und wer mehr Kalorien zu sich nimmt als er verbrennt, nimmt zu. Das ist natürlich eine sehr vereinfachte Erklärung, die dem wahnsinnig komplexen Vorgang im menschlichen Körper nicht gerecht wird, aber genau darauf läuft es am Ende nun einmal hinaus. Wenn Du weniger Kalorien verbrennst, als Du zu Dir nimmst, nimmst Du zu, wenn Du mehr Kalorien verbrennst, als Du Dir zuführst, verlierst Du Gewicht.

Dass Zucker dick machen kann, ist natürlich keine neue Offenbarung, vielmehr weiß es jedes Kind. Wichtiger ist es zu wissen, was Übergewicht für dramatische Folgen haben kann. Ein kleines Bäuchlein stört ja nicht zwangsläufig, aber die Spätfolgen, wie zum Beispiel Rücken-, Knie-, oder Hüftbeschwerden bereits im vergleichsweise jungen Alter, darf man nicht unterschätzen. Wenn die Gelenke erst einmal geschädigt sind, hilft auch die beste Diät nichts mehr. Wenn der Körper erst einmal in dieser Weise beschädigt ist, muss man damit rechnen den Rest seines Lebens mit chronischen Schmerzen zu kämpfen.

2) Diabetes

Im Normalfall produziert der gesunde Körper Insulin, um den Zucker im Blut abzubauen und zu verwerten. Bei Patienten mit Diabetes schafft er das nicht mehr. Durch den Mangel oder sogar die Abwesenheit von Insulin, schnellt der Blutzuckerspiegel nach oben und das kann katastrophale Folgen haben. Von Kreislaufbeschwerden bis zum Tod durch Herzbeschwerden ist alles möglich.

Natürlich kann die sogenannte Altersdiabetes heutzutage schnell erkannt und gut behandelt werden, aber dennoch ist es eine unnötige Gefahr, deren Wahrscheinlichkeit auszubrechen, Du durch reduzierten Zuckerkonsum vorbeugen kannst. Kinderdiabetes, im Gegensatz, hat mit ungesunder Ernährung nichts zu tun, aber die Symptome sind die gleichen.

3) Zahnbeschwerden

Karies und Parodontose sind beides unter Umständen Folgen von Zuckerkonsum. Die Folgen sind starke Schmerzen, Löcher in den Zähnen, Zahnfleischentzündung und sogar der totale Verlust der Zähne (also Zahnausfall). Wenn Du schon einmal Zahnbeschwerden hattest oder zum Beispiel Deine Weisheitszähne ziehen lassen musstest, weißt Du, dass das nun wirklich überhaupt kein Spaß ist.

Ohne Frage ist das Gebiss auch stark genetisch veranlagt, so dass manche Menschen nie wirklich schlimme Zahnbeschwerden bekommen werden, während andere bereits in jungen Jahren die ersten Reparaturen vornehmen lassen müssen. Allerdings kann man durch die korrekte Pflege und auch die richtige Ernährung gewissen Risiken vorbeugen. Da hilft eben unter anderem auch den Zuckerkonsum drastisch zu reduzieren.

4) Immunbeschwerden

Übermäßiger Zuckerkonsum kann dazu führen,

dass sich Bakterien in der Darmflora ansiedeln und das Immunsystem aus dem Gleichgewicht bringen. Folgen sind häufige Erkältungen, Allergien die ausbrechen können und allgemeines Unwohlsein. In den seltensten Fällen wird bei diesen Erkrankungen ein Zusammenhang mit übermäßigem Zuckerkonsum angenommen.

Erkenntnis ist der Weg zur Besserung

Wie in so vielen Fällen, ist es auch beim Zucker: Die Dosis macht das Gift.

Wie bereits erwähnt ist ein vernünftiger Umgang mit Zucker möglich und sogar notwendig für den gesunden menschlichen Körper. Doch wo hört gesunde Ernährung und vernünftiger Umgang auf und wo beginnt die Sucht?

Es gibt verschiedene Anzeichen für eine Zuckersucht, jedoch muss man vorsichtig sein, da wie zuvor erwähnt, der Mensch sozusagen automatisch zuckersüchtig ist. Nur weil Du hin und wieder ein bisschen mehr Schokolade isst, als Du ursprünglich vorhattest oder noch ein zweites Mal zum Nachtischbuffet gehst, musst Du Dir nicht zwangsläufig Sorgen machen, dass Du schon zuckerabhängig bist. Allerdings gibt es einige Anzeichen, die Du sicherheitshalber im Auge behalten solltest, falls Du glaubst, Du könntest in diese Sparte gehören.

Wenn Du zum Beispiel ein schlechtes Gefühl bekommst, wenn Du nichts Süßes mehr zur Hand hast, obwohl Du gerade eigentlich gar nichts essen willst, solltest Du auf jeden Fall sehr aufpassen und eventuell darüber nachdenken Dir professionelle Hilfe zu suchen. Ähnlich wie beim Rauchen oder anderen Suchtmitteln, wenn Du Probleme hast auf Süßes und Zucker zu verzichten, ist das ein deutliches Anzeichen für eine Sucht. Damit einher gehen Entzugserscheinungen wie Unausgeglichenheit, Stress, wenn man zu lange nichts Süßes gegessen hat und der Versuch Stress zu bewältigen indem man beispielsweise nascht.

Sei wachsam und höre auf das was Dir Dein Körper sagt. Wenn Du das Gefühl hast, dass Du mehr als nur eine Naschkatze bist, solltest Du Dir auf jeden Fall Gedanken machen, wie Du so schnell wie

möglich etwas an dieser Situation ändern kannst.
Aber auch wenn Du sicher bist, dass Du keine
Zuckersucht hast, kann es nie schaden, besser
aufzupassen und auf Deinen Körper zu hören.

Suche Dir professionelle Hilfe

Es ist nie zu spät. Raus aus der Zuckersucht, das scheint für viele schwierig bis unmöglich, aber es gibt immer Hoffnung. Das allerwichtigste ist, dass Du Dir auf jeden Fall professionelle Hilfe suchen solltest, wenn Du das Gefühl hast, dass Du es alleine nicht aus dieser Falle herausschaffst.

Sucht ist ähnlich wie eine psychische Krankheit und sollte auch so behandelt werden. Klar, viele schaffen es von selbst, mit viel Willenskraft und das ist auch eine tolle Leistung, aber Du darfst auf keinen Fall an die Lüge glauben, dass schwach ist, wer Hilfe braucht. Wir alle brauchen hin und wieder Unterstützung von anderen, das ist ganz normal und gehört zum Leben dazu.

Mentale Krankheiten werden in unserer Kultur leider oftmals immer noch nicht als das angesehen was sie nun einmal sind, Krankheiten. Egal ob

Depression, Burn-out oder eben Sucht, sie sind Krankheitsbilder, für die es in vielen Fällen einen Ursprung, eine Ursache gibt. Nun solltest Du nicht sofort einen Termin beim Psychologen machen, weil Du gerne hin und wieder ein bisschen zu viel naschst, aber wenn Du glaubst mit einer echten Zuckerabhängigkeit zu kämpfen, kann es Wunder bewirken, eine Diagnose bei einem Profi machen zu lassen und die Sucht gemeinsam, gezielt zu behandeln. Du musst wissen, dass das nichts mit Schwäche zu tun hat und dass es hunderttausend andere Menschen gibt, die mit genau dem gleichen Problem zu kämpfen haben, wie Du.

Raus mit dem ganzen Süßkram

Wenn Du bei Dir eher eine mildere Stufe der Zuckerlust festgestellt hast oder eben einfach durch Zuckerregulierung ein paar Kilos purzeln sehen willst, gibt es natürlich erst mal ein paar abgeschwächtere Stufen, die Du auf jeden Fall ausprobieren solltest.

Ein ganz wichtiges Stichwort ist Gewohnheit. Der Mensch kann sich an fast jeden Lebenszustand gewöhnen. Er ist eines der anpassungsfähigsten Lebewesen auf der Erde. Manche Menschen Leben an Orten, an denen es das ganze Jahr über unglaublich heiß ist und andere leben im arktischen Eis, wo es im Winter gerne und gut einmal siebzig Grad unter null haben kann.

Genau so verhält es sich auch mit dem Essen. Es ist alles eine Frage der Gewohnheit. Wir sind es gewohnt Schokoriegel und Limo jederzeit griffbereit zu haben, und es ist zugegebenermaßen schwierig diesen Zustand zu ändern, da der nächste Supermarkt für fast jeden von uns gleich um die Ecke ist. Aber Du wirst merken, sobald Du Dich von all dem Süßkram getrennt hast, hast Du auch direkt weniger Verlangen danach. Es ist ein einfacher Gedankentrick. Was Du nicht weißt, macht Dich nicht heiß. Oder: Aus den Augen aus dem Sinn.

Wenn Du genau weißt, dass Du noch ein Snickers in der Schublade hast, ist die Gefahr, dass Du Lust bekommst es zu essen viel höher, als wenn Du erst noch in Dein Auto steigen und zum Supermarkt fahren müsstest. Das gleiche gilt für Limo. Hast Du Dich erst einmal daran gewöhnt, das kein Kasten Cola im Keller steht, wirst Du ihn überhaupt nicht vermissen. Wasser löscht jeden Durst sowieso viel besser und ob Du es glaubst oder nicht, es gibt auch beim Wasser spannende Unterschiede im Geschmack, die es auf jeden Fall lohnt auszuprobieren und herauszufinden.

Gewöhne Dich daran keinen Süßkram mehr zu kaufen und somit auch nicht zu essen und Du wirst merken, es ist gar nicht so schwierig. Anfangs ist es sicher nicht einfach. Wir vermissen, was wir gewohnt sind. Aber mit der Zeit wird der Zustand zur Gewohnheit, dass nichts Süßes mehr da ist und so stellt sich auch unser Körper nach und nach um.

Teile Deinen Entschluss mit

Ein weiterer wichtiger Tipp: Teile Deinen Entschluss mit den Menschen in Deinem Haushalt.

Es ist schwierig sich anspruchsvoll und gesund zu ernähren, keine Frage. Und es gibt nichts Schlimmeres als ein Familienmitglied oder einen Mitbewohner, der, nicht aus Boshaftigkeit, aber aus Unwissen, Dir dann auch noch dazwischenfunkt. Du hast seit zwei Wochen ausschließlich gesunde Mahlzeiten zu Dir genommen und plötzlich steht ein frisch gebackener Kuchen in der Küche. Da ist die Versuchung natürlich immens groß. Dass die andere Person den Kuchen nicht gebacken hat, um Dich zu ärgern oder Dir extra Steine in den Weg zu legen ist auch klar. Es war mit Sicherheit lieb gemeint, aber nun stehst Du da und blickst der Versuchung direkt ins Auge. Das sollte nach

Möglichkeit vermieden werden, um es für alle Beteiligten leichter zu machen.

Bitte Deine Familie oder Deine Mitbewohner darum, Süßigkeiten für sich zu behalten und sie am besten irgendwo einigermaßen geheim aufzubewahren. Natürlich liegt es auch zu einem großen Teil an Dir selbst, auch mal nein sagen zu können. Versuchungen wird es immer wieder geben. Gewöhne Dich so gut es geht daran, der Versuchung zu widerstehen. Es sind kleine Entscheidungen, die in der Masse, wenn man sie immer wieder richtig trifft, am Ende ein großes Ergebnis hervorbringen können.

Spare Geld

Das ist ein ganz toller Motivationstipp. Rechne Dir doch einfach mal aus wie viel Geld Du ungefähr in der Woche oder im Monat ausgibst um Schokolade, Eis oder Limo zu kaufen, also all die ungesunden Snacks und Getränke, die Du nicht zum gesunden Leben brauchst. Lege es Dir stattdessen zur Seite, schmeiß es in Dein Sparschwein und schau mal, was am Ende des Jahres darin ist. Gönne Dir dann davon etwas Schönes.

In vielen Fällen ist es wahrscheinlich genug, um davon einen kurzen Urlaub zu machen. Wenn Du nicht so lange warten willst, nimm das Geld und gehe zum Beispiel einmal im Monat zur Massage oder zum Friseur, oder kauf Dir ein Ticket für ein Spiel Deiner Lieblingssportmannschaft. Mache etwas mit dem gleichen Geld, für das Du Dir sonst ungesunden Naschkram oder Alkohol gekauft hättest. Etwas das Dir gefällt und was Dich glücklich macht. Du wirst sehen es gibt unendlich viele Wege kleines Glück zu erfahren, auch ohne, dass Du dabei Deinen Körper mit zu viel Zucker schadest.

Abhilfe bei Heißhunger

Er wird kommen - der Heißhunger auf Süßes, das ist unabdinglich. Der Trick ist, man muss darauf vorbereitet sein. Einer der besten Tipps wie man auf Heißhunger reagiert ist, ein großes Glas Wasser zu trinken. Das klingt vielleicht im ersten Moment komisch, denn schließlich hast Du ja Hungergelüste und keinen Durst, aber Du wirst sehen, das Glas Wasser kann wahre Wunder bewirken.

Der Heißhunger, wie er so schön heißt, ist gar kein echter Hunger. Er ist die Lust darauf, etwas zu Essen, das Du eigentlich gar nicht bräuchtest. Unterbinde ihn, indem Du Deinen Bauch austrickst. Ein großes Glas Wasser füllt für kurze Zeit Deinen Magen und der Körper ist befriedigt. Außerdem kann man fast nicht genug Wasser trinken. Bis zu einer Grenze von ca. 5 Litern gilt: Je mehr, desto besser. Ein ordentlich hydrierter Körper, kann den ganzen Tag über viel besser funktionieren, egal ob bei der Arbeit, Uni oder beim Sport. Du solltest auf jeden Fall lieber einmal öfter eine Pinkelpause einlegen, als einmal zu wenig. Trinke stetig über den Tag verteilt immer wieder Wasser, so vermeidest Du Heißhungergelüste.

Falls es hart auf hart kommt und Dir "einfach nur Wasser" tatsächlich nicht mehr reicht, probiere es doch mal mit Gemüse. Auch das füllt Deinen Magen, kann super lecker schmecken und ist auch noch gesund. Gurken, zum Beispiel, kannst Du eigentlich sorgenfrei den ganzen Tag essen, so viele wie Du möchtest. Sie sind voller Vitamine und Mineralstoffe und schmecken auch noch gut und erfrischend.

Und auch beim Heißhunger spielt Dir wieder die Gewohnheit einen Streich. Wenn Du schlicht und ergreifend nichts Süßes zur Hand hast um Deinen Heißhunger zu stillen, musst Du automatisch auf eine Alternative zurückgreifen. Du wirst sehen, der sogenannte Hunger ist dann genauso schnell wieder verschwunden, wie er gekommen ist.

Sportliche Betätigung hilft

Bewegung hat direkt erst einmal nichts mit der Ernährung zu tun, aber sie ist unglaublich wichtig für ein ausgewogenes Leben. Wer sich bewegt und regelmäßig Sport treibt, dessen Körper kann die Nährstoffe aus dem Essen viel besser verwerten. Wichtig ist, dass Du etwas findest was Dir Spaß macht und Dich erfüllt. Es ist ganz klar, dass das Fitnessstudio nicht etwas für jedermann ist. Aber nur weil Du auf vermeintlich langweiligen Kraftsport keine Lust hast, sollte Dich das nicht davon abhalten etwas für Deine körperliche (und natürlich auch seelische) Gesundheit zu tun. Es gibt für jeden die passende sportliche Betätigung. Du musst nur ein bisschen recherchieren, was in Deiner Gegend alles angeboten wird und es wird mit hundert prozentiger Sicherheit auch etwas für Dich dabei sein. Geh zum Fußball, zum Rudern, in den Schützenverein oder wenn Du lieber etwas für Dich alleine machst, besorge Dir ein Fahrrad und mache eine schöne Fahrradtour. Du kannst natürlich auch ganz klassisch laufen oder schwimmen gehen, wandern oder klettern, segeln oder surfen, je nachdem wo Du lebst und was Dich interessiert. Hauptsache Du gehst raus und bewegst Dich ein bisschen.

Wir reden hier auch nicht unbedingt davon, dass Du bei jedem Training komplett an Deine Grenzen gehen musst, aber Du solltest einfach ein bisschen frische Luft schnappen und ein paar extra Kalorien verbrennen. Das ist gut für die Muskeln und Knochen, den Rücken, die Lunge, das Herz und den Kopf. Und wenn Du Den richtigen Sport für Dich gefunden hast, wird die Motivation von ganz alleine kommen. Wer weiß, vielleicht lernst Du auch ein paar tolle neue Leute kennen. Menschen, die man beim Sport kennenlernt, sind häufig auch diejenigen, die sich bereits gesund ernähren oder an einer gesunden Ernährung arbeiten.

Vielleicht triffst Du ein paar Leute, die ihre eigenen Erfahrungen und Tipps und auch Rezepte mit Dir teilen, denn: Geteiltes Leid, ist halbes Leid und wenn viele zusammen helfen, ist es schnell gar kein Leid mehr, sondern große Freude.

Das Tolle an Sport ist nicht nur, dass Du Deinen Körper damit trainierst, sondern ihm auch in dieser Zeit, die Lust auf Süßes nimmst. Denn während Du joggst oder Dich bewegst wirst Du wohl kaum auf die Idee kommen, mit einem Schokoriegel in der Hand rumzulaufen.

Zuckerersatz ist mit Vorsicht zu genießen

Von Stevia bis hin zu sogenanntem Xucker, an vermeintlich gesunden Zuckerersatzmitteln mangelt es heutzutage nicht. Jedoch gilt: Nur weil kein Zucker drin ist, heißt das noch lange nicht, dass es gesund ist. Sowohl Stevia als auch Xucker, sind in geringen Mengen sicherlich unbedenklich, allerdings sind sie noch nicht lange genug auf dem Markt um mit hundert prozentiger Sicherheit sagen zu können, dass sie auf Dauer gut für den menschlichen Körper sind.

Wenn Du solche Mittel als Zuckerersatz verwenden möchtest, solltest Du Dich unter Umständen vorher beim Arzt deines Vertrauens danach erkundigen, ob sie für Dich geeignet sind. Die einfachste und sicherste Methode ist, komplett auf sie zu verzichten. Es gibt genügend Lebensmittel wie Obst, die eine natürliche Süße basierend auf natürlichem Zucker aus Früchten mit sich bringen.

Falls Du in diese Richtung Unverträglichkeiten oder Allergien oder sonstige Beschwerden hast, kläre auf jeden Fall vorher mit einem Spezialisten ab, ob Du diese Ergänzungsmittel ohne Bedenken konsumieren kannst.

Schnellstarter-Guide: Wie Du noch heute damit beginnst Dein Leben zuckerfrei zu leben

5 Tipps zum Start

1. Alles muss weg

Aller Anfang ist schwer. Damit Dein Start in das zuckerfreie Leben möglichst reibungslos verläuft, solltest Du heute noch anfangen. Jetzt sofort. Nicht morgen und nicht in einer Woche. Denn wie sich gezeigt hat, schaffen es diejenigen am besten, die sofort loslegen. Und warum solltest Du auch nicht heute starten? Was ist morgen oder in einer Woche besser? Es wird immer Gründe bzw. Ausreden geben, um eine Umstellung nochmal zu verschieben. Also nutze die Gunst und Motivation, die Dir dieses Buch bis hierhin schon gegeben hat und lege JETZT SOFORT los.

Keine Naschereien mehr! Zumindest keine

konventionellen. Als erstes musst Du Dich von allem trennen was noch zu Hause herumfliegt. Sammle allen Süßkram und alle ungesunden Getränke oder andere zuckerhaltigen Lebensmittel ein und bringe sie zum Beispiel zur Bahnhofsmission oder einer sogenannten Suppenküche. Dort wird Deine Lebensmittelspende für einen guten Zweck verwertet und so können unter anderem Obdachlose oder verarmte Menschen etwas davon haben. Denn auch wenn es sich um Zuckerbomben handelt, die in zu großen Mengen ungesund sind, sind es immer noch Lebensmittel und Lebensmittel, die noch brauchbar sind. So sollten sie niemals in der Mülltonne landen, solange es noch Menschen gibt, die Hunger leiden müssen.

Aber, ob Du sie nun spendest oder an Freunde oder Kollegen verteilst, für Dich ist erst einmal wichtig: Der Süßkram muss weg. Denn wie vorher bereits gesagt: Was Du nicht zur Hand hast, macht Dich auch nicht heiß. Aus den Augen, aus dem Sinn.

Sortiere jedoch nicht nur den offensichtlichen Süßkram aus, sondern auch die bereits in den ersten Kapiteln vorgestellten weiteren Zuckerbomben wie Saucen, Fertigprodukte, Alkohol und Co.

2. Gehe einkaufen

Als nächstes musst Du Dich um Alternativen kümmern. Du hast Dich von allem ungesunden Kram in Deiner Speisekammer und aus Deinem Kühlschrank getrennt, aber Du kannst natürlich nicht einfach aufhören zu Essen. Geh los und kaufe etwas "Gutes" ein. Ob am Marktplatz oder im Supermarkt um die Ecke. Kaufe frisches Obst, Gemüse, Reis, Nüsse, vielleicht ein gutes Stück Fleisch, wenn das etwas ist, woran Du Freude hast.

Wichtig ist, dass Du regelmäßig etwas Vernünftiges isst, damit gar nicht er Heißhungergelüste aufkommen können. Halte Dich beim Einkaufen bewusst vom Süßwarenregal und von Tiefkühltruhen fern, außer Du möchtest gefrorenes Gemüse, Fisch oder Spinat kaufen. Passe jedoch auf, auch im Rahmspinat ist oft Zucker beigefügt, der als Geschmacksverstärker dient. Einfach die Augen offenhalten.

Wichtig beim Einkaufen ist, dass Du auf die Natürlichkeit achtest. Grundsätzlich kann man sagen, alle die Lebensmittel, die Du so kaufen kannst, wie sie selbst gewachsen sind, sind "gut". Alles was künstlich von der Industrie hergestellt wurde, solltest Du vermeiden, denn fast immer ist Zucker zugesetzt.

3. Tausche Dich mit anderen aus

Sage den Menschen in Deinem Umfeld Bescheid, was Du vorhast. Du wirst sehen, ein großer Teil wird Dich unterstützen, bewundern oder sogar selber mitmachen. Viele würden sich gerne bewusster und gesünder ernähren, aber finden oft nicht den richtigen Anfang oder haben auf sich gestellt nicht die nötige Motivation, mit so einer drastischen Veränderung anzufangen.

Deine Familie und Deine Freunde werden sich freuen, dass Du so einen verantwortungsbewussten und mutigen Schritt gehst und spätestens, wenn Du die ersten Ergebnisse präsentieren kannst - zum Beispiel am Strand oder im Schwimmbad - werden sie Dich mit Fragen nur so löchern, wie Du das geschafft hast und ob Du ihnen Tipps geben kannst. Kommunikation ist einfach in jedem Lebensbereich sehr wichtig und von daher solltest Du auch in diesem Fall nicht auf sie verzichten.

4. Mache Dir einen Plan

Überlege Dir am besten schon Tage vorher, was Du in den kommenden Tagen essen willst. So kannst Du Dich beim Einkaufen darauf einstellen und musst nicht etwa am Ende der Woche ungenutzte Lebensmittel wegschmeißen oder auf der anderen Seite nicht immer wieder zum Supermarkt rennen. Überstürze nichts.

Suche Dir ein paar leckere gesunde Rezepte heraus, schreibe die Lebensmittel auf, die Du dafür benötigst und kaufe auch nur diese ein. Planung ist das halbe Leben und wenn Du rechtzeitig weißt was Du brauchst und willst, wirst Du auch keine bösen Überraschungen erleben. Halte Dich an den Plan und kaufe auch tatsächlich nur das ein, was Du aufgeschrieben hast.

Natürlich kannst Du innerhalb des Plans noch variieren und z. B. das heutige Rezept gegen das morgige austauschen, aber versuche auch alle die Rezepte umzusetzen, für die Du eingekauft hast.

5. Gönn Dir was

Mache etwas anderes, neues zu Deiner kleinen Sünde. Kaufe Dir zum Beispiel mal ein tolles Stück Fleisch oder eine ganz besondere Frucht. Viele Supermärkte haben heutzutage eine riesige Auswahl an verrücktem Obst aus der ganzen Welt. Vielleicht findest Du da Dein neues Lieblingsobst, welches zu einer ganz hervorragenden Nascherei werden kann. Wichtig ist, dass Du bei all der gesunden und teilweise strickten Ernährung nicht vergisst, auch weiterhin Freude am Essen zu haben. Denn ohne geht es nicht.

Wenn Du jeden Tag schon morgens mit Grauen an das Essen des bevorstehenden Tages denkst, ist schlechte Laune vorprogrammiert. So wirst Du nie dauerhaft Deinen Plan umsetzen, zuckerfrei bzw.

mit sehr wenig Zucker leben zu können. Es gibt sehr viele leckere und zuckerarme Rezepte. Am Anfang erscheint Dir das vielleicht nicht so, aber wenn Du erst einmal damit begonnen hast, die zuckerfreie Welt zu erkunden, wird Dir immer mehr ins Auge fallen, was Dir vorher verborgen war. Gib Deinem Körper auch entsprechend Zeit sich umzustellen.

Im Anschluss findest Du die ersten 3 leckeren, zuckerarmen und gesunden Rezepte für Deinen erfolgreichen Start in ein zuckerfreies Leben. Sie sind alle getestet und für gut befunden worden. Viel Spaß beim Nachkochen und vor allem: Guten Appetit mit Deinen potentiellen neuen Leibspeisen.

3 leckere, zuckerarme Rezepte

Hähnchen-Pekan-Salat

Zutatenliste für 1 Portion:

- 1 frische Hähnchenbrust
- 30g Pekannuss Kerne
- frischen Blattsalat (Eisberg- oder Feldsalat zum Beispiel, oder auch gemischte Blattsalate mit Rucola oder Spinat sind zu empfehlen)
- Trauben
- Essig und Öl
- Salz und Pfeffer

1) Salat gründlich waschen und abspülen

2)Hähnchenbrust braten, bis sie gut durch, aber noch schön zart ist (ca. 15 bis 20 Minuten). Anschließend mit Salz und Pfeffer oder Deiner persönlichen Lieblingsgewürzmischung würzen und klein schneiden.

3) Pekannusskerne in einer Pfanne ohne Öl oder Butter kurz anrösten, bis sie heiß und etwas dunkler sind. (Passe gut auf, dass sie nicht anbrennen. Da die Kerne an sich schon eine sehr dunkle Farbe haben, kann man nicht so gut sehen kann ob sie zu dunkel oder sogar schwarz werden)

4) Trauben waschen und halbieren (Du kannst dafür sowohl weiße als auch rote Trauben nehmen)

5) Hähnchenstreifen, Pekannüsse, Trauben und Salat mischen und mit Essig und Öl anmachen. Nach Belieben mit Salz und Pfeffer und frischen Kräutern würzen.

Blackbean Burger mit Guacamole (Vegan)

Zutatenliste für 2 Portionen:

- (2 Dosen) Schwarze Bohnen
- 2 Zwiebeln
- 2 Karotten
- 50 Gramm Instant Haferflocken
- Sojasoße
- 3 reife Avocados
- 2 Tomaten
- 1 Limette
- Salz und Pfeffer

1) Für das Burgerpatty schwitzt Du zunächst eine der Zwiebeln, die Du zuvor gewürfelt hast in heißem Olivenöl an und raspelst die Karotten fein dazu. Würze alles mit Salz und Pfeffer

2) Schwarze Bohnen kochst Du zunächst gut durch und lässt Sie dann abtropfen. Wenn Du Bohnen in der Dose kaufst, kannst Du Dir das Kochen sparen.

Spüle die Bohnen ab und lasse Sie gut abtropfen. Danach stampfst Du die Bohnen in einer Schüssel zu einem möglichst einheitlichen Brei. (Du kannst dafür auch einen Mixer oder einen Thermomix verwenden, wenn Du einen hast.)

3) Gib die gebratenen Zwiebeln und Karotten, sowie die Instant Haferflocken zur Bohnenmasse hinzu und mische es, bis eine homogene Masse entsteht. Diese sollte am Ende eine sehr klebrige, feste Konsistenz haben.

4) Forme mit Deinen Händen die Patties in der Größe, wie Du sie gerne hättest und stelle sie dann für ungefähr dreißig Minuten ins Gefrierfach.

5) Brate Sie anschließend in einer Pfanne mit etwas Rapsöl an oder grille Sie goldbraun.

6) Nun stellst Du die Guacamole her. Das ist wirklich super leicht. (Achte beim Kauf der

Avocados darauf, dass sie reif sind, also etwas nachgeben, wenn Du mit dem Daumen leicht auf die Schale drückst, da Du mit unreifen Avocados hier nichts anfangen kannst.) Schneide die Früchte mit einem großen Messer in zwei Hälften und entferne den Kern. Danach kannst Du das Fruchtfleisch mit einem Löffel aus der Schale heraus in eine Schüssel schaben.

9) Presse die Limette aus und gib ihren Saft den Avocados hinzu.

10) Nun zerdrückst Du die Avocados vorsichtig mit einer Gabel, so dass sie zwar eine breiige Konsistenz bekommen, aber dennoch kleine Stückchen enthalten, denn das ist genau die Konsistenz von Guacamole.

12) Die zweite Zwiebel schälst und würfelst Du und kannst sie einfach roh zur Avocadomasse hinzugeben. (Wenn Dir der Geschmack von rohen

Zwiebeln zu scharf ist, kannst Du sie nach dem Würfeln für etwa eine halbe Stunde in lauwarmes Wasser einlegen, so dass ein großer Teil der Schärfe aus den Zwiebeln herausgezogen wird. Tropfe sie dann einfach gut ab und gib sie zur Guacamole hinzu.)

13) Die Tomaten halbierst Du und kratzt die Kerne mit einem Löffel heraus. Nun einfach das Fruchtfleisch in kleine Würfel schneiden und ebenfalls zur Guacamole hinzugeben.

14) Abschließend die Guacamole nach Belieben mit Salz und Pfeffer verfeinern.

Wenn Du möchtest kannst Du zu Deinem Blackbeanburger mit Guacamole einen leichten Blattsalat mit Essig und Öl servieren und hast ein super gesundes, zuckerfreies und sogar veganes Essen.

Alternativ kannst Du das Ganze in ein Brötchen (nach Möglichkeit ohne Weizen) packen und die Guacamole als Soße verwenden. Dazu noch ein bisschen Salat, Tomatenscheiben und eine Gurke und schon hast Du ein tolles Sandwich.

Mandel-Dattel-Kuchen

Zutaten:

- 400 Gramm Datteln
- 200 Gramm gemahlene Mandeln
- 1 EL geschrotete Leinsamen
- 3 EL Wasser
- Schale einer Zitrone
- 2 TL Zimt
- 1 Vanilleschote
- 400 Gramm Apfelmus (ungesüßt)
- 5 EL Sonnenblumenöl

1) Gib den Leinsamen in 3 EL Wasser und lasse ihn ziehen.

2) Danach mixt Du - am besten in der Küchenmaschine - die Datteln zu einer groben Masse. (Wenn Du keinen starken Mixer hast, weiche die Datteln einfach vorher für etwa zwei Stunden in Wasser ein und verwende dann Deinen

Mixer um sie zu pürieren)

3) Nun vermischst Du die Datteln, Mandeln, Leinsamen, Zitronenschale, Zimt, Vanille, Apfelmus und Sonnenblumenöl im Mixer, der Küchenmaschine oder mit der Hand bis eine homogene Masse entsteht.

4) Gib die Masse in eine gefettete Kuchenform und backe den Kuchen bei 175 Grad Celsius Ober- und Unterhitze für 90 Minuten.

Achte darauf, dass Du den Kuchen ganz abkühlen lässt, bevor Du ihn aus der Form nimmst. Zur Dekoration und für einen kleinen Extra-kick kannst Du ihn beispielsweise noch mit Kokosflocken bestreuen. Das gibt noch einen besonderen Geschmack und sieht schön aus.

Jetzt geht es los - Dein Motivationsschub

Was Du hier gelesen und gelernt hast, soll Dir eine Hilfestellung sein, ein gesünderes Leben anzufangen. Egal aus welchem Grund Du Dich entschieden hast, Zucker so gut es geht aus Deinem Alltag zu verbannen, es ist mit Sicherheit eine Entscheidung, die Dir zwar einerseits einiges abverlangen wird, aber die Du andererseits auch bestimmt nicht bereuen wirst. Es ist der erste Schritt in eine bessere, gesündere und produktivere Existenz.

Halte Dir Dein Ziel vor Augen, was auch immer es sein mag und auch wenn es manchmal hart ist, gib nicht auf. Viele haben es schon geschafft und Du kannst auch dazugehören. Lass Dich von anderen nicht von Deinem Weg abbringen. Dein Körper und Dein zukünftiges Ich werden Dir für immer dankbar sein. Du wirst sehen, gesunde Ernährung ist vergleichsweise einfach und öffnet Tür und Tor in eine bessere Welt. Ein Körper und ein Geist, die die richtige Nahrung bekommen, sind gewappnet für großartige Leistungen in Karriere, Sport, Freizeit und im sozialen Umfeld.

Ganz besonders viel Kraft brauchst Du, wenn Du zu denjenigen gehörst, die sich aus einer absoluten Zuckersucht befreien müssen und wollen. An dieser Stelle kann nicht oft genug betont werden, dass es wichtig und vernünftig ist, sich Hilfe bei einem Spezialisten, einem Arzt zu holen. Es ist keine Schande sich helfen zu lassen, egal bei was. Kein Mensch kommt ohne Hilfe aus.

Natürlich kommt manches dem Einen unendlich schwer vor, womit sich ein anderer sehr leichttut. Aber wir sind nun mal alle unterschiedlich und jeder hat seine Stärken und Schwächen. Wer sich dabei helfen lässt, an seinen Schwächen zu arbeiten ist bereits alleine dadurch zu einem stärkeren Menschen geworden.

Vergiss nicht, auch den Kontakt zu Gleichgesinnten zu suchen. Sie werden Dich in Deinem Vorhaben mit Ratschlägen und Motivation unterstützen. Sie wissen was Du durchmachst und können Dir dadurch noch besser helfen.

Den Zuckerkonsum zu reduzieren ist selbstverständlich nur ein kleiner Aspekt einer guten Ernährung, aber es ist ein wichtiger. Keine Frage, man kann sich auch ganz ohne Zucker ungesund ernähren, aber dennoch ist der Zucker einer der größten Feinde unserer Gesundheit heutzutage. Unsere moderne Welt hat die Evolution des menschlichen Körpers überholt und bereits um Meilen abgehängt. Wir sind für die Mengen an energiereicher Nahrung, die uns zu allen Tages- und Nachtzeiten ohne körperliche Anstrengung zur Verfügung steht, schlicht und ergreifend nicht gemacht.

Wenn Du das Gefühl hast, nicht sofort ganz radikal auf alles verzichten zu können, fang langsam an. Lass erst mal den Alkohol weg. Du wirst schnell erkennen, dass Du auch ohne ihn einwandfrei auskommst. Wenn Du Dich daran gewöhnt hast, fange an Limonaden und süße Getränke aus Deinem Ernährungsplan zu streichen. Auch das wirst Du ohne Probleme schaffen, wenn Du langsam bereits merkst, wie viel besser Du Dich schon fühlst. Reduziere Naschereien auf eine bestimmte Uhrzeit, dann auf einen bestimmten Wochentag, dann auf eine oder zwei Wochen im Monat und so weiter. Und je mehr Du einen gesünderen Lebensstil annimmst, desto mehr wirst Du merken wie viel fitter, ausgeschlafener und aktiver Du Dich von Tag zu Tag fühlst.

Es ist ein langer Weg und er ist nicht immer leicht, aber es ist der einzig vernünftige. Dauerhafte Umstellung ist der Schlüssel zum Erfolg.

Klar kannst Du mit einer radikalen Diät in kürzester Zeit viel Gewicht verlieren, aber wenn Du danach wieder ganz normal weitermachst, als wäre nichts gewesen, endet es so gut wie immer damit, dass Du am Ende wieder ganz von vorne anfangen musst. Also lass Dich niemals entmutigen und lebe gesünder. Immer. Denn wenn gesunde Ernährung erst einmal Dein Standard geworden ist, dann kannst Du Dir auch ohne Probleme mal den Schokoriegel zwischendurch oder das Feierabendbier gönnen, ohne jemals ein schlechtes Gewissen zu haben. Sofern Du das dann überhaupt noch möchtest.

In einer Welt, in der wir immer älter werden, ist es umso wichtiger, dass unsere Körper so lange wie möglich mit einem vernünftigen Lifestyle in bestmöglicher Kondition gehalten werden. Leider geht der Trend ins Gegenteil. Aber Du kannst einer derjenigen sein, die mit diesem Trend brechen und die Messlatte für eine gesündere, bewusstere, glücklichere Welt legen.

Nutze die aufgezeigten Tipps und Tricks um Dich anfangs zu motivieren, Deinen neuen Weg durchzuziehen. Du wirst feststellen, nach kurzer Zeit hast Du selbst so viel Erfahrung gesammelt und fühlst Dich auch so viel besser, dass Du weder Tipps noch Motivation von außerhalb benötigst. Wichtig ist: Fange sofort an. Ausreden gelten nicht mehr. Lass Dich nicht abbringen, stecke Dir anspruchsvolle aber auch nie zu große Ziele. Wenn Du jetzt beginnst, musst Du Dich nicht stressen und kannst es langsam, bedacht und durchgeplant angehen.

Es klingt vielleicht übertrieben, aber wenn Du jetzt anfängst, gesund zu leben, wirst Du in bereits einer Woche positive Veränderungen spüren. Und in der Woche danach werden es noch mehr sein. Und so kommst Du Woche um Woche Deinem Ziel ein Stück näher. Du schaffst das, denn wenn Du die

Arbeit hineinsteckst, hast Du es auch verdient Dein Ziel zu erreichen.

Alles Gute, viel Erfolg in Deinem neuen Lebensabschnitt und ganz besonders viel Spaß beim Nachkochen der Rezepte und dem Entdecken von neuen Lieblingsspeisen.

Deine Luisa Zuckerhut

Du benötigst weitere leckere Rezepte um direkt in die Umsetzung zu kommen?
Meine Bücher "Kochen ohne Zucker" und "Backen ohne Zucker" findest Du direkt auf Amazon.

Haftungsausschuss

Die Inhalte dieses Buches wurden mit äußerster Sorgfalt und nach besten Wissen erstellt. Der Autor übernimmt keinerlei Gewähr für Aktualität, Richtigkeit und Vollständigkeit der bereitgestellten Informationen.

Haftungsansprüche gegen den Autor, welche sich auf Schäden gesundheitlicher, materieller oder ideeller Art beziehen, die durch die Nutzung oder Nichtnutzung der dargebotenen Informationen bzw. durch die Nutzung fehlerhafter und unvollständiger Informationen verursacht wurden, sind grundsätzlich ausgeschlossen, sofern seitens des Autors kein nachweislich oder grob verlässiges Verschulden vorliegt.

Der Autor distanziert sich von jeglichen Ansprüchen, die wegen nicht Erreichung der Ziele, die in diesem Buch beschrieben wurden, entstehen.

Haftung für externe Links

Unser Angebot enthält Links zu externen Websites Dritter, auf deren Inhalte wir keinen Einfluss haben. Deshalb können wir für diese fremden Inhalte auch keine Gewähr übernehmen. Für die Inhalte der verlinkten Seiten ist stets der jeweilige Anbieter oder Betreiber der Seiten verantwortlich. Die verlinkten Seiten wurden zum Zeitpunkt der Verlinkung auf mögliche Rechtsverstöße überprüft. Rechtswidrige Inhalte waren zum Zeitpunkt der Verlinkung nicht erkennbar.

Eine permanente inhaltliche Kontrolle der verlinkten Seiten ist jedoch ohne konkrete Anhaltspunkte einer Rechtsverletzung nicht zumutbar. Bei Bekanntwerden von Rechtsverletzungen werden wir derartige Links umgehend entfernen.

LUISA ZUCKERHUT